SCHIZOPHRÉNIE

UN GUIDE POUR COMPRENDRE ET GÉRER LA SCHIZOPHRÉNIE

AMANDA ALLAN

CONTENTS

INTRODUCTION

La société a tendance à déformer les choses au départ et à s'en emparer par la suite. Le public commence à avoir tellement envie de ce dysfonctionnement qu'il n'y a tout simplement aucune raison pour que les médias montrent la réalité de la situation. La stimulation qu'apporte la fausse réalité est, tout simplement, plus excitante. Bien que ce concept puisse s'appliquer à une multitude de problèmes de société, la santé mentale est l'un de ceux qui sont le plus négligés. Les êtres humains n'ont pas la capacité totale de s'identifier et de comprendre les choses qui ne sont pas physiquement évidentes pour eux. Certes, notre cerveau dispose d'un meilleur processus de conceptualisation que la plupart des autres créatures vivantes, mais nous continuons à nous battre pour accepter la validité de certaines des luttes humaines les plus fondamentales, telles que la maladie mentale.

En réalité, 46,4 % de la population adulte des États-Unis souffrirait d'une maladie mentale à un moment ou à un autre de sa vie. Près de la moitié des adultes américains seront confrontés à un trouble mental ou émotionnel à un degré ou à un autre, mais la plupart d'entre eux n'en sont pas conscients et cherchent encore moins à obtenir de l'aide pour le gérer. Si ce problème est si courant, pourquoi la société continue-t-elle à le stigmatiser ? La vérité est que, bien que les troubles mentaux existent depuis le début de l'histoire de l'humanité, il n'en va pas de même de leur identification correcte. Même si nous avons fait des progrès dans le diagnostic des troubles mentaux au cours des cinquante dernières années environ, nous avons encore beaucoup à apprendre à leur sujet. Il est effrayant de constater que, comme ils ne se manifestent pas physiquement, leur gravité n'est souvent pas assimilée à celle des maladies du corps. Les troubles mentaux sont donc non seulement stigmatisés, mais aussi insuffisamment étudiés.

La schizophrénie est souvent présentée comme le trouble mental le plus effrayant, le plus rare, le plus mystérieux et le plus dangereux qui soit. Vous n'êtes certainement pas la seule personne à qui la société a dit de penser à la schizophrénie de cette manière, car c'est ce qui a été présenté au grand public pendant des décennies et des décennies. Ce n'est pas surprenant, cependant, puisque notre société a encore du mal à comprendre des troubles beaucoup plus courants, tels que les troubles anxieux ou la dépression.

A Beautiful Mind, film américain sorti en 2001, est l'un des films les plus populaires sur le thème de la schizophrénie. Il est basé sur l'histoire vraie d'un mathématicien, John Nash, qui a développé une schizophrénie dans la trentaine et qui a ensuite vu son trouble se dissiper. D'une part, ce film joue un rôle essentiel en donnant à la schizophrénie l'exposition nécessaire pour qu'elle finisse par être pleinement acceptée et assimilée par la société. Il utilise une intrigue efficace pour montrer la progression du trouble du personnage, y compris l'amélioration éventuelle de la gestion de ses symptômes. D'un autre côté, laisser ce film agir comme la seule représentation de la schizophrénie peut conduire à d'autres malentendus. Certaines scènes décrivant des scénarios dangereux pour les autres en raison de la réaction du personnage principal à ses hallucinations, on peut être amené à penser que toutes les personnes atteintes de schizophrénie constituent une menace. Il ne s'agit pas de dire que le film aurait dû supprimer ces scènes, mais plutôt que les médias ont un besoin urgent d'une plus grande représentation de la schizophrénie afin de fournir au public une perspective précise de l'ensemble du spectre de la maladie.

Pour ceux qui n'ont jamais été en contact avec la schizophrénie eux-mêmes ou par l'intermédiaire d'un proche, sa réalité restera probablement mystifiante et obscure. Seule une éducation appropriée nous permettra de ne plus considérer la schizophrénie comme un trouble extrêmement déroutant et de nous concentrer sur le soutien et l'acceptation des personnes qui en souffrent.

À la recherche d'une solution

Il existe actuellement un fossé assez important entre la population générale et les spécialistes de la psychologie, de la biologie et de la psychiatrie. Avec les progrès de la médecine qui se multiplient pratiquement à chaque minute, la science fait non seulement des progrès, mais des bonds en avant vers une meilleure compréhension de la schizophrénie. La majorité du reste de la population reste cependant inconsciente de la plupart des nouvelles découvertes ou des études menées. Ce que les médias leur donnent à entendre ne fait qu'accroître leur confusion ou leur manque de connaissances. La schizophrénie a effectivement le potentiel d'être une maladie dangereuse, mais pas de la manière dont la plupart des gens le pensent. La schizophrénie constitue la plus grande menace pour l'individu qui en est atteint, et non pour son entourage. La meilleure façon de réduire le danger que représente la schizophrénie pour l'individu est d'améliorer la compréhension du grand public à son égard.

En choisissant de vous informer sur ce sujet, vous avez déjà fait le premier pas pour aider à réparer les dommages causés aux personnes atteintes de schizophrénie. Vous serez non seulement mieux informé, mais aussi mieux préparé à faire face aux difficultés qui pourraient se présenter à vous. De nombreuses ressources sur la schizophrénie - et d'autres troubles mentaux de gravité similaire - ne proposent que des statistiques ou un contenu riche en faits qui bombarde le lecteur d'informations sans lui offrir le moindre espoir de résolution. Cela a pour effet non seulement d'aliéner ceux qui ont déjà trop peur de la maladie, mais aussi de répéter exactement les mêmes informations que celles proposées par une majorité d'autres ressources plus faciles d'accès. De toute évidence, cela peut également entraîner une pression mentale supplémentaire pour ceux qui sont directement confrontés à la schizophrénie dans leur vie, d'une manière ou d'une autre. Pour éviter cette rotation inutile d'informations identiques, il est important de fournir des ressources qui offrent plus que des faits et des statistiques. Au contraire, nous devrions fournir des ressources qui enseignent le spectre complet de la maladie, les événements passés qui ont contribué à notre compréhension actuelle de la maladie et, plus important encore, comment donner la priorité aux personnes atteintes de schizophrénie plutôt qu'à la maladie elle-même. C'est exactement ce que ce livre vise à accomplir.

CHAPITRE 1 : LA SCHIZOPHRÉNIE : UNE VUE D'ENSEMBLE

Tout d'abord, il est essentiel de comprendre que la schizophrénie ne se manifeste pas de la même manière chez tous les individus et qu'elle a des effets très
divers. En fait, c'est ce caractère unique de chaque individu qui rend la schizophrénie si complexe et qui a déjà plongé tant de spécialistes dans la confusion.
La schizophrénie est définie comme un trouble mental chronique et grave qui
peut entraîner chez la personne touchée une perception déformée de la réalité. Elle
affecte généralement les processus de pensée de l'individu ainsi que sa capacité
à gérer ses émotions et son comportement. Les racines du mot viennent des
mots grecs "schizo" et "phrene", qui signifient respectivement "scission" et "esprit".
Toutefois, cela conduit souvent à l'associer au trouble dissociatif de l'identité
(TDI), dans lequel l'individu possède au moins deux personnalités distinctes. Ces
deux troubles sont souvent confondus, alors qu'il s'agit de deux troubles distincts
présentant des symptômes et des traitements différents. La schizophrénie est
considérée comme un trouble incurable et nécessite souvent un traitement qui
dure toute la vie. La distorsion de la réalité fait qu'il est incroyablement difficile
et souvent impossible pour l'individu de faire la différence entre ce qui est réel et
ce qui est un symptôme de schizophrénie. La personne peut avoir l'impression
d'avoir perdu le contact avec la réalité, ce qui rend les tâches et les engagements

quotidiens incroyablement difficiles. Il ne fait aucun doute que la schizophrénie est une maladie difficile à vivre.

Actuellement, on estime que la schizophrénie touche 1,2 % de la population américaine. À première vue, ce chiffre de 1,2 % peut sembler peu élevé, mais il n'en reste pas moins que 3,2 millions de personnes aux États-Unis vivent avec les difficultés liées à cette maladie. Bien que cette maladie soit techniquement incurable, les traitements proposés par les professionnels sont très efficaces et peuvent aider de nombreuses personnes atteintes à mener une vie normale. Il est choquant de constater que, chaque année, environ 40 % des personnes atteintes de schizophrénie ne reçoivent pas de traitement. Si la schizophrénie n'est pas traitée, ou si elle l'est insuffisamment, la personne risque de voir ses symptômes s'aggraver et d'être confrontée à des complications futures.

La schizophrénie s'accompagne souvent d'autres maladies mentales ou comorbidités, ou en est la cause. L'un des problèmes les plus courants qu'elle entraîne est le développement d'un trouble de l'anxiété sociale. Ce trouble découle souvent du fait que de nombreuses personnes atteintes de schizophrénie deviennent de moins en moins sociables et se retirent de nombreuses interactions sociales. Avec le temps, beaucoup se retrouvent anormalement anxieux lorsqu'ils sont placés dans certaines situations sociales. Outre l'anxiété, la schizophrénie peut s'accompagner d'une dépression. En fait, une personne sur quatre ayant reçu un diagnostic de schizophrénie répond également aux critères d'un diagnostic de dépression. Souvent, l'absence de traitement adéquat est à l'origine de cette situation. Cette combinaison est souvent confondue avec le trouble schizo-affectif. Contrairement à la schizophrénie, qui est souvent la cause de la dépression d'un individu, les personnes diagnostiquées avec un trouble schizo-affectif présentent simultanément les symptômes de la schizophrénie et d'un trouble de l'humeur grave, tel qu'un épisode dépressif majeur ou un trouble bipolaire. Le trouble schizoaffectif est diagnostiqué encore plus rarement, puisqu'on estime que seulement 0,3 % des personnes le développeront au cours de leur vie.

Malheureusement, en raison des complications courantes des divers troubles anxieux et de la dépression qui en découlent, les personnes atteintes de schizophrénie sont beaucoup plus susceptibles d'avoir des pensées suicidaires. En fait, des études ont montré que le taux de suicide chez les personnes atteintes de schizophrénie est plus de 20 fois supérieur à celui des personnes ne souffrant pas de ce trouble. Contrairement à ce que beaucoup de gens peuvent croire, ce ne sont généralement pas les symptômes de la schizophrénie qui poussent les gens à avoir des pensées suicidaires. Ce sont plutôt les sentiments de désespoir, d'isolement, de dévalorisation et la prise de conscience des effets négatifs de la schizophrénie qui sont en grande partie responsables de ce phénomène.

Les personnes atteintes de schizophrénie peuvent être confrontées à de nombreuses discriminations, souvent fatales. Dans le système de santé, de nombreuses personnes atteintes de schizophrénie sont négligées. En d'autres termes, nombre de leurs problèmes de santé physique ne sont pas traités parce que les professionnels de la santé supposent à tort que les symptômes qu'elles prétendent présenter ne sont pas réels. En raison de ces problèmes, l'espérance de vie d'une personne atteinte de schizophrénie est inférieure de 20 ans à l'espérance de vie moyenne d'une personne ne souffrant pas d'un trouble mental majeur. Même en tenant compte du taux de suicide plus élevé chez les personnes atteintes de schizophrénie, leur taux de mortalité reste nettement plus élevé que prévu. Les maladies - cardio-vasculaires, métaboliques et infectieuses - sont les principales maladies physiques qui ne sont pas traitées et qui contribuent à ces statistiques de décès prématurés. L'abus de substances psychoactives est également beaucoup plus fréquent chez les personnes atteintes de schizophrénie. Le plus souvent, l'abus de substances commence par une tentative de l'individu de soulager ses symptômes, d'engourdir les sentiments de dépression qui y sont associés et de faire face aux difficultés liées à la stigmatisation. L'incapacité du système médical à accueillir et à traiter les personnes atteintes de schizophrénie sur un pied d'égalité met de nombreuses personnes en danger.

Début et causes de la schizophrénie

La schizophrénie apparaît le plus souvent entre 20 et 30 ans, les hommes développant généralement des symptômes plus tôt que les femmes. Certains ont émis l'hypothèse que la production d'œstrogènes chez les femmes pendant la puberté pourrait les protéger plus longtemps contre l'apparition de la schizophrénie. Il est extrêmement rare qu'une personne soit diagnostiquée schizophrène avant l'âge de 12 ans. Outre sa tendance naturelle à se développer au début de l'âge adulte, il est également incroyablement difficile pour certains parents de distinguer les comportements normaux de leur enfant des signes avant-coureurs de la schizophrénie. De nombreux parents sont amenés à penser que l'enfant se développe simplement à un rythme un peu plus lent ou que son immaturité est à blâmer.

Les causes de la schizophrénie font encore l'objet de recherches et aucun résultat n'a encore été trouvé. Jusqu'à présent, on pense que le développement de la maladie est dû à une combinaison de facteurs, notamment :

- Génétique

- Complications de la grossesse ou de l'accouchement de la mère

- Facteurs environnementaux

- Changements structurels et physiques dans le cerveau

- Changements hormonaux

- Lésions cérébrales

D'un point de vue génétique, aucun gène particulier n'a jusqu'à présent été identifié comme responsable de l'apparition de la maladie. Cependant, un lien génétique est souvent présent. Des études ont montré que les personnes ayant un jumeau identique souffrant de schizophrénie ont jusqu'à 65 % de chances de développer elles-mêmes la maladie, contre 1 % pour l'ensemble de la population.

Pour les enfants biologiques dont les deux parents sont atteints de la maladie, le risque est de 50 %. Bien qu'il existe une multitude de preuves de l'existence d'un lien génétique, le schéma de transmission exact reste flou. Parfois, des mutations génétiques sont en jeu. Une modification mineure des gènes - aussi insignifiante qu'une délétion ou une duplication d'un seul nucléotide - peut automatiquement augmenter le risque de développer la maladie.

De nombreux professionnels estiment que les personnes atteintes de schizophrénie sont plus susceptibles d'avoir connu des complications pendant la grossesse ou l'accouchement de leur mère. Les aspects spécifiques qui pourraient potentiellement causer le développement de la schizophrénie sont les suivants :

- Poids de naissance inférieur à la moyenne

- Naissance prématurée

- Asphyxie à la naissance

Outre ces trois facteurs, on suppose que l'état de santé de la mère pendant la grossesse pourrait également avoir un effet, en particulier si elle a contracté un virus. L'explication couramment avancée est que ces facteurs peuvent influencer le développement du cerveau du fœtus.

Des facteurs tels que les mutations génétiques, l'hérédité et les complications à la naissance, qui échappent totalement au contrôle de l'individu, ne signifient pas qu'il développera à coup sûr une schizophrénie. En fait, certains facteurs environnementaux jouent sans doute un rôle beaucoup plus important pour déterminer si un individu développera ou non la maladie. Les traumatismes de l'enfance sont l'un des déclencheurs les plus courants de la schizophrénie, les enfants qui en ont subi de graves étant trois fois plus susceptibles de souffrir de schizophrénie à l'âge adulte. En outre, les patients souffrant d'un trouble psychotique qui ont été exposés à un traumatisme dans leur enfance sont deux fois plus susceptibles d'agir violemment que ceux qui n'ont pas été exposés à un traumatisme. Nombreux sont ceux qui pensent que les expériences vécues par un enfant au cours de son développement sont l'un des éléments les plus influents dans l'apparition et la gravité de la schizophrénie à un stade ultérieur de la vie. Pas moins de 85 % des patients atteints de schizophrénie font état d'un certain type de traumatisme ou d'abus dans leur enfance.

Il a longtemps été rapporté que les hommes étaient plus susceptibles de développer la maladie plus tôt que les femmes, et avec des symptômes plus sévères, en moyenne. Cette différence a longtemps intrigué les scientifiques, mais des études récentes ont étayé l'hypothèse selon laquelle les œstrogènes jouent un rôle de tampon dans l'apparition de la maladie. En effet, sur 276 femmes schizophrènes admises dans un centre de soins psychiatriques, 127 l'ont été à un moment de leur cycle hormonal où il y avait moins d'œstrogènes dans leur organisme. Les œstrogènes jouant très probablement un rôle crucial dans la schizophrénie, il n'est pas surprenant que les hommes en soient victimes plus tôt et plus durement.

L'une des influences actuellement étudiées en relation avec la schizophrénie est la consommation de drogues à l'adolescence et au début de l'âge adulte. Les personnes qui consomment des drogues, telles que la cocaïne, le LSD, le cannabis ou les amphétamines, présentent souvent des symptômes psychotiques pendant la durée de leur défonce. Bien que les drogues elles-mêmes ne soient pas directement à l'origine de la schizophrénie, une forte consommation de cannabis pendant l'adolescence augmente les risques de développer la maladie. De nombreuses personnes qui, sans le savoir, sont porteuses de certains gènes altérant la chimie du cerveau et qui consomment régulièrement du cannabis s'exposent à un risque plus élevé. Les personnes qui commencent à consommer du cannabis plus tôt augmentent encore ce risque, car leur cerveau est en plein développement et les changements qu'il subit sont très susceptibles d'être influencés.

Différences dans la structure et le fonctionnement du cerveau

La plupart des facteurs évoqués ci-dessus sont des exemples d'éléments susceptibles d'influencer une modification de la structure, de la fonction ou de la chimie du cerveau. Certains appellent même à classer la schizophrénie dans la catégorie des maladies du cerveau. La majorité de ces changements physiques dans le cerveau peuvent être observés grâce à la tomodensitométrie (CT) et à l'imagerie par résonance magnétique (IRM). Souvent, une personne atteinte de schizophrénie est soumise à ces examens après son premier épisode psychotique. Ces techniques permettent de constater la présence de ventricules élargis et d'une atrophie corticale chez les patients atteints de schizophrénie. En d'autres termes, le cerveau des personnes atteintes de schizophrénie présente des cavités élargies qui transportent le liquide céphalo-rachidien, ainsi qu'un processus de dégénérescence progressive de la partie externe du cerveau. Plus une personne est atteinte de schizophrénie depuis longtemps, plus ses ventricules s'élargissent. Cela prouve que la schizophrénie provoque des différences physiques très calculables au niveau de la santé du cerveau, et pas seulement des symptômes psychologiques.

La matière grise du cerveau est un autre sujet de préoccupation pour les personnes atteintes de la maladie. Il s'agit sans doute de l'une des structures les plus importantes du cerveau, qui permet à ce dernier de traiter les informations de manière adéquate. Sa couleur grise provient de sa forte concentration en corps cellulaires neuronaux et en cellules gliales. Chez les patients atteints de schizophrénie, le volume de matière grise est réduit de 25 % en moyenne. En fait, plus les symptômes du patient sont graves, moins il y a de matière grise. La réduction de cette matière grise est généralement associée à la maladie d'Alzheimer, à la dépression et au syndrome de stress post-traumatique (SSPT). Cela pourrait expliquer pourquoi tant de personnes atteintes de schizophrénie sont beaucoup plus enclines à développer une dépression. Dans des cas moins extrêmes, la diminution de la matière grise est associée à une baisse des fonctions cognitives, telles que la capacité d'apprentissage et la qualité de la mémoire.

Les traumatismes subis pendant l'enfance, très répandus chez les personnes atteintes de schizophrénie, jouent également un rôle important dans l'identification des facteurs susceptibles de déclencher l'apparition de la maladie. Plus précisément, il a été constaté que la connectivité du cerveau entre le cingulum postérieur - une structure qui affecte l'attention visuelle et la fonction motrice exécutive - et l'amygdale - responsable de notre capacité à traiter les émotions fortes, telles que la peur et le plaisir - est considérablement réduite. Non seulement les capacités cognitives de la personne s'en trouvent amoindries, mais elle est aussi plus susceptible de développer une schizophrénie.

Hypothèse de la dopamine

L'hypothèse de la dopamine a été proposée pour la première fois lorsqu'on a découvert que la dopamine est un type de neurotransmetteur dans le cerveau. Un neurotransmetteur est essentiellement un messager chimique des neurones vers d'autres neurones, des muscles ou des glandes. Ces neurotransmetteurs sont responsables de la régulation de certains processus, tels que :

- Fréquence cardiaque

- Fonctions respiratoires

- Digestion

- Sommeil

- Humeur

- Appétit

- Concentration

- Mouvement musculaire

Le neurotransmetteur dopamine est spécifiquement responsable de notre capacité à ressentir du plaisir. Il joue également un rôle dans notre concentration et notre motivation. Il existe deux récepteurs spécifiques de la neurotransmission de la dopamine dont les activités peuvent influencer la force de certains symptômes schizophréniques, appelés D1 et D2. Le premier est responsable de détails tels que la mémoire, l'attention et le contrôle des impulsions, tandis que le second se concentre sur des facteurs tels que le sommeil, l'attention, la mémoire et l'apprentissage.

L'hypothèse de la dopamine suggère que les niveaux d'activité de ces deux récepteurs de neurotransmission de la dopamine influencent les symptômes de la schizophrénie. En particulier, on suppose que si les récepteurs D2 sont hyperactifs et augmentent leur transmission de dopamine, les symptômes positifs de la schizophrénie sont plus forts. En revanche, les symptômes négatifs et cognitifs sont attribués à l'hypoactivité des récepteurs D1.

Cette hypothèse joue un rôle essentiel dans l'établissement du lien entre les traumatismes subis pendant l'enfance et le développement de la schizophrénie. La théorie de la sensibilisation au stress stipule que les enfants qui ont grandi dans un environnement plus difficile sont plus enclins à développer des maladies mentales. Dans le cas de la schizophrénie, cette théorie s'applique dans la mesure où la sensibilisation au stress augmente la réactivité de l'axe hypothalamus-hypophyse-surrénale (HHS) d'une personne, qui est responsable des réactions appropriées au stress. L'augmentation de la réactivité de l'axe hypothalamo-hypophyso-surrénalien entraîne une surstimulation des récepteurs D2 évoqués précédemment et augmente la présence de symptômes schizophréniques positifs.

CHAPITRE 2 : SIGNES ET SYMPTÔMES

Comme nous l'avons déjà mentionné, la schizophrénie présente un ensemble de symptômes extrêmement variés. Il est essentiel d'être attentif aux signes de schizophrénie chez vous ou chez votre proche, car le traitement doit être recherché le plus tôt possible. Attendre pour obtenir de l'aide pour la schizophrénie signifie que la matière grise et le volume global du cerveau continuent à diminuer et peuvent entraîner des complications graves qui sont beaucoup plus difficiles à traiter par la suite.

Ce que l'on voit dans les médias n'est pas exactement représentatif de ce à quoi ressemble le plus souvent la schizophrénie. Lorsque les médias s'intéressent à des cas réels, ils ne se concentrent généralement que sur les cas les plus graves de schizophrénie, créant ainsi l'illusion que tous les cas sont semblables. La réalité est tout autre : la schizophrénie se caractérise par un éventail de symptômes qui affectent différentes capacités cognitives, des problèmes sensoriels et des comportements. Une personne peut ne présenter que certains symptômes et pas d'autres, tandis que les symptômes d'une autre personne peuvent changer du tout au tout au cours de l'évolution de la maladie. Il est intéressant de noter qu'une personne dont la schizophrénie apparaît tardivement a plus de chances de voir les symptômes associés diminuer progressivement.

La schizophrénie est généralement une maladie assez débilitante, les difficultés à comprendre les stimuli et à choisir une réponse appropriée étant quelques-uns des principaux indicateurs de la maladie. Un exemple serait de sourire ou de rire après avoir appris qu'un être cher était blessé ou décédé. Pour la personne atteinte de schizophrénie, cela se traduit souvent par un sentiment de perte de contact ou de confusion avec la réalité. Cette incapacité à faire le tri dans les événements et à fournir une réponse appropriée est un signe de ce que l'on appelle souvent "l'affect inapproprié". L'affect inapproprié est souvent un signe d'autres troubles psychotiques, tels que la schizophrénie, mais il peut également s'agir d'un trouble autonome. Il se reconnaît à une réduction importante de l'expression émotionnelle d'une personne. Pour une personne extérieure, l'affect inapproprié semble se manifester chez les personnes atteintes de schizophrénie par des réactions étranges dues à leurs hallucinations ou à leur paranoïa concernant les actions d'autres personnes.

Phases de la schizophrénie

La schizophrénie se caractérise par trois phases distinctes qui se déroulent différemment chez chaque individu atteint. Ces trois phases sont les suivantes

1. Le stade prodromique

2. La phase active

3. L'étape résiduelle

Le stade prodromique

Le stade prodromique est le stade le plus précoce de la maladie, au cours duquel l'individu subit des changements subtils dans sa cognition et son comportement. Les symptômes de ce stade prodromique ne sont généralement pas associés à ce que la plupart des gens pensent lorsqu'ils évoquent la schizophrénie. La plupart des gens ne sont donc pas du tout conscients du fait qu'ils traversent les premiers stades de la maladie. Les symptômes de la phase prodromique sont les suivants

- Sautes d'humeur

- Difficultés de concentration

- Des habitudes de sommeil anormales

- Une nouvelle apparition de la dépression ou de l'anxiété

- Un sentiment de méfiance à l'égard des autres qui n'existait pas auparavant

- Retrait social

- Manque d'énergie et de motivation

- Perte d'intérêt pour les choses qui procuraient auparavant du plaisir

Le stade prodromique de la maladie peut durer de quelques semaines à plusieurs années. Environ 75 % des personnes atteintes de schizophrénie déclarent être passées par le stade prodromique. La détection de la schizophrénie à ce stade précoce peut être très bénéfique pour l'individu, car le traitement à ce stade peut potentiellement prévenir les symptômes de la psychose qui apparaîtraient plus tard. Malheureusement, le traitement est extrêmement rare à ce stade, car de nombreuses personnes présentant les symptômes communs au stade prodromique de la schizophrénie montrent des signes également observés dans d'autres maladies mentales ; il est incroyablement difficile de différencier qui développera ou non les stades ultérieurs de la schizophrénie. En outre, la plupart des personnes extérieures qui observent un proche présentant ces symptômes ne pensent pas qu'il s'agit d'un signe de schizophrénie et supposent qu'il s'agit d'une phase comportementale temporaire. Il arrive cependant que certaines personnes se trouvant au stade prodromique de la schizophrénie ne le dépassent jamais.

La phase active

Le stade suivant de la schizophrénie est le stade actif, également connu sous le nom de schizophrénie aiguë ; il comprend les signes les plus évidents et les plus caractéristiques de la maladie. En moyenne, une personne qui se trouve à ce stade de la maladie en a déjà montré les signes pendant les deux années qui ont précédé. Au cours de la phase active, les professionnels de la santé ont l'habitude de classer la maladie dans l'un des cinq sous-types suivants :

- **Schizophrénie catatonique.** Il s'agit d'un type de schizophrénie dans lequel la personne affectée a des périodes pendant lesquelles elle bouge très peu et ne répond pas aux demandes. Ces périodes peuvent être compensées par d'autres périodes d'hyperactivité et d'imitation des mouvements ou des paroles d'autrui.

- **Schizophrénie désorganisée.** Dans cette forme de schizophrénie, la personne a beaucoup de mal à se concentrer. Elle est susceptible de passer à des sujets sans rapport et dit souvent des choses illogiques.

- **Schizophrénie paranoïaque.** Les personnes atteintes de schizophrénie paranoïaque ont de nombreuses idées délirantes et peinent à les différencier de la pensée normale. Certains croient que les médias qu'ils observent leur envoient des messages spécifiques, tandis que d'autres sont convaincus de la malveillance des autres.

- **Schizophrénie résiduelle.** Semblable au troisième stade de la schizophrénie, le type résiduel était autrefois attribué aux personnes qui avaient des antécédents d'épisodes schizophréniques mais qui ne les présentaient plus.

- **Schizophrénie indifférenciée.** Ce sous-type était autrefois attribué aux personnes qui présentaient certains symptômes de schizophrénie, mais pas suffisamment pour être considérées comme souffrant de l'une des catégories ci-dessus.

Toutefois, ce système ne s'est pas avéré efficace pour diagnostiquer la maladie en raison des nombreux chevauchements entre les sous-types proposés. C'est pourquoi les professionnels de la santé n'essaient plus de classer la forme unique de schizophrénie de chaque individu dans des catégories et l'examinent plutôt comme un spectre de types et d'intensités de symptômes.

Symptômes positifs, négatifs et cognitifs

Au cours de la schizophrénie, la plupart des personnes développent une combinaison de trois types de symptômes. Le pic de ces symptômes se produit pendant la phase active, les symptômes positifs diminuant parfois pendant la phase résiduelle. Les trois types de symptômes sont les suivants :

- Symptômes positifs

- Symptômes négatifs

- Symptômes cognitifs

Les symptômes positifs sont nommés d'après ceux qui indiquent la présence de symptômes ou une exagération du fonctionnement normal. Ils tendent à donner à l'individu l'impression d'être déconnecté de la réalité et affectent gravement ses processus de pensée, ses perceptions et ses comportements. Les symptômes positifs peuvent inclure

- **Hallucinations.** Une personne perçoit le monde environnant différemment des autres. Les hallucinations peuvent affecter les cinq sens : l'ouïe, la vue, le toucher et même l'odorat et le goût. Souvent, les personnes atteintes de schizophrénie qui souffrent d'hallucinations entendent des choses que les autres n'entendent pas, sentent des choses sur leur corps, comme quelque chose qui les touche, ou ont des visions de lumière inexistante, de déformations et même de personnes à l'apparence réaliste. Les hallucinations les plus courantes chez les personnes atteintes de schizophrénie sont les hallucinations auditives et visuelles, les trois autres étant beaucoup moins fréquentes.

- **Délires.** La personne affectée est convaincue d'avoir des croyances qui ne sont pas vraies. Le plus souvent, ces idées paraissent étranges à la personne extérieure. En fait, il existe six principaux types de délires communs à la schizophrénie :

- On parle de **délire de persécution** lorsque la personne croit que quelqu'un est à ses trousses. Elle peut penser que quelqu'un la suit, la piège, la traque ou la chasse.

- Les **délires référentiels** amènent les gens à penser que les médias publics contiennent des messages secrets qui leur sont spécifiquement destinés.

- Les **délires somatiques** convainquent la personne que quelque chose ne va pas du tout dans son corps. Cette conviction peut concerner des problèmes de santé réalistes ou des problèmes de santé inexistants, comme le fait d'être infesté par des insectes.

- Les **délires érotomaniaques** comprennent des croyances irrationnelles liées aux relations amoureuses. Par exemple, une personne peut être convaincue qu'une célébrité est amoureuse d'elle.

- Les **délires religieux** sont centrés sur les croyances et les figures religieuses. L'individu peut croire qu'il est une sorte de divinité ou qu'il est possédé par un démon.

- Les **délires grandioses** se produisent lorsqu'une personne est convaincue d'être un personnage public célèbre.

- **Pensées désorganisées.** La personne est incapable de former des pensées logiques ou d'exprimer ce qu'elle a à l'esprit. Cela se manifeste souvent par des changements rapides de sujets, des combinaisons de mots confuses, etc.

- **Mouvements anormaux.** Une personne atteinte de schizophrénie peut présenter des mouvements et des fonctions motrices étranges. Cela est souvent associé à un comportement catatonique.

Les deux premiers de ces symptômes positifs, les hallucinations et les délires, sont tous deux des symptômes de psychose. Ils entraînent un détachement de la réalité de la vie et font que certaines personnes ont du mal à identifier si ce qu'elles vivent est réel ou faux. En fin de compte, avec des soins adéquats, la personne peut apprendre à faire la distinction entre les deux et à s'adapter à la réalité.

Contrairement aux symptômes positifs, les symptômes négatifs sont nommés d'après le fait qu'ils suppriment une caractéristique de la fonction mentale normale de la personne. Les symptômes négatifs primaires sont souvent considérés comme les symptômes sous-jacents de la schizophrénie qui sont présents, que les symptômes positifs le soient ou non. Les symptômes négatifs secondaires peuvent également être causés par les médicaments utilisés pour traiter la schizophrénie elle-même. En fait, de nombreuses personnes qui vieillissent et voient leurs symptômes positifs diminuer voient également la gravité de leurs symptômes négatifs augmenter. Ces symptômes affectent à la fois le monde intérieur de la personne et la manière dont elle s'exprime, ce qui inclut.. :

- Un manque d'intérêt

- Retrait social

- Un manque de plaisir

- Incapacité à faire face aux exigences de la vie quotidienne, telles que l'hygiène

- Un manque d'expression émotionnelle

- Voix sans émotion à l'oral

- Manque de contact visuel

Des examens tels que l'IRM ou la tomographie par émission de positons (TEP) ont montré que les niveaux d'activité dans le cortex frontal moyen et le cortex pariétal inférieur du cerveau des patients atteints de schizophrénie sont nettement inférieurs à ceux de la population générale. En outre, les scientifiques ont constaté que plus l'activité dans ces zones est faible, plus la personne présente des symptômes négatifs.

Paul Eugen Bleuler, psychiatre suisse des XIXe et XXe siècles, a regroupé les symptômes négatifs dans ce que l'on appelle aujourd'hui les "quatre A" :

- Alogia : manque extrême de parole d'une personne

- Autisme : déconnexion de la personne de la réalité extérieure

- Ambivalence : les réactions extrêmes d'une personne atteinte de schizophrénie.

- L'émoussement des affects : certains symptômes de l'individu sont masqués jusqu'à ce qu'ils soient déclenchés par un événement extérieur.

Les quatre A sont considérés comme des symptômes de la schizophrénie qui sont présents pendant toute sa durée. Ce sont ces symptômes fondamentaux proposés par Bleuler qui ont aidé les scientifiques modernes à développer la présence de symptômes négatifs chez les patients schizophrènes.

La dernière catégorie moderne de symptômes schizophréniques est cognitive, ce qui signifie qu'ils ralentissent la capacité du cerveau à traiter les informations. Ils affectent les capacités de réflexion, de mémoire et de planification d'une personne. Parfois, les symptômes cognitifs sont assez subtils, alors que pour d'autres, ils sont graves et persistants. Les symptômes cognitifs comprennent

- Troubles de la concentration

- Difficulté à assimiler de nouvelles informations

- Difficulté à exprimer ses idées

Conformément au lien précédemment examiné entre les survivants de trauma-tismes infantiles et la schizophrénie, le type d'expériences vécues par le patient pendant son enfance peut influencer les symptômes dont il souffre. Par exemple, des études montrent que les enfants ayant subi des abus sexuels sont plus suscepti-bles de développer des hallucinations, et que les enfants ayant grandi dans un foyer pour enfants sont plus susceptibles de développer une paranoïa. Cela confirme l'idée que les expériences vécues pendant l'enfance affectent le fonctionnement du cerveau de telle sorte que l'apparition de la schizophrénie et de ses symptômes est beaucoup plus probable.

Le stade résiduel

Le dernier stade de la schizophrénie est le stade résiduel. Il peut être considéré comme un stade de rétablissement progressif, ou du moins de diminution de cer-tains symptômes. Le plus souvent, les personnes au stade résiduel ne présentent pas de symptômes graves, tels que des hallucinations ou des délires. Les symp-tômes communs à ce stade correspondent aux symptômes négatifs de la maladie. Malheureusement, la dépression est assez fréquente chez les personnes en phase résiduelle, car elles reconnaissent les effets de la schizophrénie sur elles-mêmes et sur leur vie. En surveillant correctement toute aggravation des symptômes de la dépression ou toute rechute des épisodes schizophréniques, la personne a plus de chances de conserver un bien-être émotionnel stable. Pour qu'une personne puisse passer à ce stade en toute sécurité, des mesures appropriées doivent être prises pendant le stade actif en termes de traitement. Sinon, en l'absence de traitement, les symptômes du stade actif peuvent persister pendant des mois et réapparaître assez souvent. Cela représente une grande menace pour la santé de la personne et diminue ses chances de mener une vie normale dans la société.

Expériences communes

Les déclencheurs sont des événements très stressants dont la survenue peut entraîner l'apparition de la schizophrénie chez les personnes qui risquent de la développer. Les déclencheurs les plus fréquemment signalés sont les suivants

- Décès d'un proche

- Perte d'emploi

- Sans-abri

- La fin d'une relation, y compris le divorce

- Abus : physique, sexuel ou émotionnel

Ces événements, ainsi que d'autres, peuvent provoquer chez l'individu un choc ou un stress important qui fait que le cerveau se met à fonctionner de manière anormale.

Certains spécialistes divisent les phases de la schizophrénie encore plus loin, au-delà des stades prodromique, actif et résiduel. En particulier, ils examinent le stade prodromique en deux parties : le stade prodromique initial, dans lequel les symptômes sont extrêmement légers, et le stade prodromique avancé, dans lequel les symptômes subcliniques se renforcent. La phase active est également divisée en deux parties : la phase de psychose précoce, où les symptômes se manifestent sous la forme d'épisodes psychotiques à leur paroxysme, et la phase intermédiaire, où les symptômes sont toujours actifs mais moins fréquents. Dans cette méthode de catégorisation, la phase résiduelle est appelée "phase tardive de la maladie", mais ses symptômes restent les mêmes que dans le système à trois catégories.

Un lien intéressant qui a été observé au cours de l'existence de la schizophrénie reconnue est un lien avec la religion et la spiritualité. Comme dans le cas des symptômes positifs, de nombreux aspects religieux sont souvent liés à l'expérience de la schizophrénie. Il existe de nombreuses similitudes entre les hallucinations auditives et visuelles et les expériences religieuses. En fait, de nombreuses personnes ont tendance à demander de l'aide à un prêtre plutôt qu'à un professionnel de la santé lorsqu'elles sont confrontées pour la première fois à des délires et des hallucinations schizophréniques. De nombreux délires et hallucinations sont directement parallèles aux expériences de ceux qui cherchent à se faire exorciser : apparitions démoniaques, déformations démoniaques de leur propre corps, possession par un démon, etc. Par exemple, les patients chrétiens et catholiques romains atteints de schizophrénie sont plus susceptibles d'avoir des délires religieux de culpabilité et de péché que les patients qui croient en d'autres religions. Bien qu'aucune conclusion n'ait encore été tirée quant à la relation entre la schizophrénie et la religiosité, cela montre que les convictions antérieures d'une personne peuvent influencer les symptômes qu'elle éprouve. En d'autres termes, les croyances, les pensées et les peurs spécifiques auxquelles une personne était attachée avant l'apparition de la schizophrénie peuvent jouer un rôle important dans la formation des schémas de pensée et des délires au cours de la phase active de la schizophrénie.

CHAPITRE 3 : DIAGNOSTIC ET TRAITEMENT

On ne saurait trop insister sur l'importance de demander de l'aide dès l'apparition de la schizophrénie. Plus l'intervention est précoce, plus les résultats du traitement sont positifs. En fait, un traitement approprié après le premier épisode psychotique d'une personne diminue de plus de 50 % l'occurrence des rechutes. Malheureusement, les capacités cognitives de nombreuses personnes qui ressentent elles-mêmes les symptômes peuvent être affectées au point qu'elles ne sont pas conscientes de leurs effets et ne cherchent donc pas à se faire soigner. Plus la schizophrénie n'est pas traitée avant de suivre une thérapie appropriée et de prendre des médicaments, moins leurs effets sont bénéfiques.

Le diagnostic de la schizophrénie pose de nombreuses difficultés. Pour le professionnel de la santé, cela est dû au caractère sporadique de la plupart des manifestations de la schizophrénie, avec de nombreux épisodes psychotiques qui surviennent et disparaissent de manière inattendue. Tous les patients atteints de schizophrénie ne connaîtront pas un épisode psychotique extrêmement grave qui conduira à leur hospitalisation et au diagnostic qui s'ensuivra. Pour certains, les hallucinations commencent si légèrement que la personne n'est même pas sûre de les avoir ressenties. En revanche, ceux qui souffrent de délires sont susceptibles de penser que leurs croyances sont très réelles et que les autres ne les comprennent tout simplement pas.

Cette maladie étant si complexe et si dangereuse, elle met en péril la vie des personnes qui ne reçoivent pas de traitement adéquat. Les chiffres montrent que 69 % des personnes souffrant de schizophrénie ne reçoivent pas les soins appropriés dont elles ont besoin, 90 % d'entre elles vivant dans des pays à revenu faible ou intermédiaire. Alors que la science et la recherche sur la schizophrénie continuent d'évoluer, ses traitements restent inaccessibles pour beaucoup. Dans le passé, l'objectif était principalement de rendre la maladie aussi facile à gérer que possible. En d'autres termes, tant que le patient restait en vie et que l'absence d'épisodes psychotiques extrêmes facilitait la tâche des soignants, le traitement était considéré comme efficace. Malheureusement, de nombreux pays qui n'ont pas les moyens d'améliorer ces normes continuent d'employer les mêmes techniques, privant ainsi de nombreuses personnes atteintes de schizophrénie de la possibilité d'une véritable guérison. Dans les pays à revenu élevé, le traitement de la schizophrénie a heureusement changé d'orientation au cours des deux dernières décennies. Actuellement, les traitements sont élargis pour aller au-delà du strict minimum. Il reste encore un long chemin à parcourir, car de nombreuses personnes ne considèrent toujours pas la guérison comme leur véritable objectif, mais plutôt la gestion des symptômes tout au long de la détérioration progressive. L'inaccessibilité des traitements dans les pays à revenu élevé est presque toujours due à leur coût.

Un autre facteur qui met souvent en danger le bien-être des patients atteints de schizophrénie est l'erreur de diagnostic. Bien que la schizophrénie soit l'un des troubles psychiatriques les mieux diagnostiqués, avec un taux de précision de 76,29 %, il y a toujours un risque sur quatre que la personne soit mal diagnostiquée. Comme certains symptômes positifs de la schizophrénie s'aggravent avec le temps, les symptômes initiaux d'hyperactivité et d'hypoactivité peuvent être confondus avec ceux du trouble bipolaire. Le trouble bipolaire implique également des symptômes de sautes d'humeur et des périodes de motivation et d'énergie élevées (manie) et des périodes de manque d'activité (dépression). Le véritable danger d'un diagnostic erroné des troubles psychiatriques réside dans le traitement ultérieur assigné au patient. Bien que certains processus de traitement puissent être similaires dans leur nom entre de nombreux troubles psychiatriques, les techniques utilisées en psychothérapie, par exemple, peuvent être très différentes et conduire à des résultats indésirables lorsqu'elles sont utilisées sur la base d'un trouble mal diagnostiqué. Malheureusement, les personnes noires et latinos souffrant de schizophrénie sont celles qui sont le plus souvent mal diagnostiquées. Certains pensent que le taux d'erreurs de diagnostic chez les personnes de ces races est plus élevé en raison de malentendus culturels.

Dans le monde entier, on a constaté que les taux de schizophrénie sont presque deux fois plus élevés dans les pays à revenu élevé. De toute évidence, cela s'explique simplement par le fait que les taux de diagnostic sont plus élevés. Cela signifie non seulement que de nombreuses personnes dans le monde vivent sans diagnostic ni traitement appropriés, mais aussi que les statistiques actuelles indiquant que moins de 1 % de la population mondiale est touchée par la schizophrénie sous-estiment probablement largement la réalité.

Processus médical de diagnostic de la schizophrénie

Si vous pensez présenter des signes de schizophrénie, commencez par consulter un médecin de premier recours ou un psychiatre qui pourra procéder à une évaluation mentale ainsi qu'à un examen physique. Il vous interrogera ensuite sur vos antécédents familiaux de troubles psychiatriques afin d'identifier tout facteur de risque sous-jacent susceptible d'augmenter vos chances de développer une schizophrénie. Certains symptômes schizophréniques présentant des similitudes avec ceux de maladies physiques graves, les professionnels de la santé procèdent souvent à des tests de diagnostic, tels qu'une IRM, une tomodensitométrie ou même des analyses de sang, afin de s'assurer que c'est bien un trouble psychiatrique qui est à l'origine des expériences vécues. Parfois, une tumeur cérébrale physique peut provoquer des effets similaires. Souvent, des analyses d'urine sont également effectuées pour vérifier si l'abus de substances psychoactives n'est pas à l'origine de ces expériences. Une fois les causes physiques exclues, le professionnel de la santé vous oriente généralement vers un psychiatre spécialisé. Les psychiatres sont des personnes qui ont suivi au moins 11 années d'études médicales et psychologiques au niveau universitaire et sont généralement les cliniciens les plus expérimentés dans les groupes de psychologues. Ce sont eux qui sont généralement chargés de coordonner une équipe de spécialistes et de travailleurs qui aideront l'individu dans tous les domaines du traitement de la schizophrénie.

Le processus de diagnostic de la schizophrénie est difficile, long et nécessite un suivi méticuleux des symptômes. Comme pour de nombreux autres troubles psychiatriques, le diagnostic sera plus précis si l'on tient compte de l'historique des symptômes et de leur fréquence. Dans le cas de la schizophrénie, ce processus peut être particulièrement long. Pour que le professionnel de la santé puisse poser un diagnostic précis de schizophrénie, le patient doit avoir subi des changements dans sa cognition normale et doit présenter au moins deux des symptômes positifs de la schizophrénie pendant une période d'un mois. En suivant ces symptômes pendant une période suffisamment longue, ils réduisent les risques d'erreur de diagnostic. Au cours du processus de diagnostic, les médecins et les thérapeutes utilisent toujours des manuels de diagnostic pour enregistrer et analyser les symptômes décrits par le patient. Dans le passé, ces manuels comprenaient le DSM-4 et ses prédécesseurs, bien qu'ils soient souvent mis à jour à la suite de nouvelles découvertes. Actuellement, la norme est le Manuel diagnostique et statistique des troubles mentaux (DSM-5), publié par l'American Psychiatric Association. Il comprend les symptômes et les étapes permettant de diagnostiquer un total d'environ 157 troubles différents. Le DSM-5 est actuellement utilisé pour évaluer correctement la maladie mentale que les symptômes combinés indiquent. D'autres techniques sont couramment utilisées, notamment une combinaison des éléments suivants :

- **Brève échelle d'évaluation psychiatrique (BPRS).** Un psychiatre évalue la gravité de la schizophrénie d'une personne au cours d'une conversation d'environ une demi-heure avec le patient et ses soignants.

- **Tests cognitifs.** Ils permettent d'évaluer les capacités de mémoire, de réflexion, de langage et d'identification.

- **Tests de personnalité.** Ces tests recherchent généralement des traits de personnalité communs aux personnes atteintes de schizophrénie, tels qu'une grande timidité, de la méfiance, des doutes, un manque de confiance, une susceptibilité au stress, etc.

- **Tests ouverts.** Il s'agit de la recherche continue de similitudes avec les signes de la schizophrénie ; un test courant dans cette catégorie est le test de Rorschach.

Ces trois types de tests sont destinés à évaluer les capacités cognitives de l'individu et à observer s'il existe des processus de pensée anormaux indiquant des symptômes de schizophrénie.

Traitement général

Aussi effrayante que puisse paraître cette affection, elle est en fait très facile à traiter. En fait, elle est même plus facile à traiter que de nombreuses maladies physiques, le taux de réussite du traitement étant de 60 %. Encore une fois, il est important de se rappeler que son succès dépend fortement du délai dans lequel le traitement est recherché : plus il est précoce, mieux c'est. Il s'écoule en moyenne six à sept ans entre le premier épisode psychotique d'une personne et le moment où elle reçoit un traitement. Au cours de cette période, le volume du cerveau diminue et les rechutes sont beaucoup plus fréquentes que si la personne avait déjà reçu un traitement. Les traitements encouragés pour une personne diagnostiquée schizophrène sont les suivants :

- Médicaments

- Psychothérapie

- Thérapie comportementale

Une médication psychiatrique est nécessaire dès que le patient est diagnostiqué. Les antipsychotiques sont administrés pour aider l'individu à réduire et à supporter les symptômes graves, tels que les hallucinations et les délires. Il existe deux générations de médicaments antipsychotiques : la première génération, dite "typique", et la deuxième génération, dite "atypique". Les antipsychotiques de première génération sont légèrement plus anciens et sont principalement utilisés pour traiter les symptômes positifs de la schizophrénie. Contrairement aux antipsychotiques atypiques, ils diminuent la transmission de la dopamine. Cette catégorie comprend des médicaments tels que

- Thorazine

- Prolixin

- Haldol

- Loxitane

- Trilafon

- Navane

- Stelazine

Les médicaments antipsychotiques de deuxième génération sont une invention plus récente et comprennent :

- Abilify

- Saphris

- Clozaril

- Fanapt

- Latuda

- Zyprexa

- Invega

- Risperdal

- Seroquel

- Geodon

Les antipsychotiques atypiques sont généralement utilisés pour aider à stabiliser les symptômes négatifs, tels que les sautes d'humeur, les baisses de motivation et les troubles de la pensée. Parmi ces médicaments, la clozapine (clozaril) est un antipsychotique unique en son genre, en raison de sa capacité à réduire les pensées suicidaires chez les patients atteints de schizophrénie. Malheureusement, même si ces médicaments présentent un grand nombre d'avantages, ils peuvent également provoquer des effets secondaires indésirables. Pour la première catégorie de médicaments - les antipsychotiques atypiques - ces effets secondaires indésirables comprennent généralement des problèmes de mouvement et de raideur musculaire. Les antipsychotiques atypiques, en revanche, ne bloquent pas la dopamine ; leurs effets secondaires sont donc différents. Plutôt que des problèmes de mouvements et de muscles, les antipsychotiques atypiques peuvent entraîner une prise de poids et un risque accru de développer un diabète de type 2. La clozapine est sans doute l'antipsychotique le plus utilisé dans le traitement de la schizophrénie en raison de son taux de réussite de 30 % dans la réduction des épisodes psychotiques et des tendances suicidaires. Les médicaments antipsychotiques typiques et atypiques peuvent avoir d'autres effets secondaires :

- Somnolence

- Étourdissements

- Bouche sèche

- Nausées

- Hypertension artérielle

- Diminution du nombre de globules blancs

En plus des antipsychotiques prescrits, des traitements psychothérapeutiques sont également nécessaires pour les patients atteints de schizophrénie. Les traitements psychothérapeutiques comprennent la thérapie individuelle, la thérapie de groupe et la thérapie cognitivo-comportementale (TCC). Ces trois types de traitements travaillent ensemble pour aider la personne à comprendre et à apprendre à gérer ses symptômes, ainsi qu'à s'intégrer dans la société dans des situations sociales. La thérapie individuelle se concentre sur le premier aspect : Le thérapeute apprend à la personne à gérer ses pensées intrusives et à réagir de manière à ne pas les aggraver. La thérapie de groupe accomplit une tâche similaire en intégrant d'autres personnes qui se trouvent dans une situation similaire et qui souffrent d'un trouble psychologique. La thérapie cognitivo-comportementale (TCC) peut aider la personne à apprendre les déclencheurs de ses symptômes positifs, tels que les hallucinations et les délires. Actuellement, les médicaments les plus efficaces pour lutter contre les symptômes positifs de la schizophrénie ne sont pas très utiles pour diminuer les symptômes négatifs. De ce fait, de nombreuses personnes atteintes de schizophrénie sont encore moins bien armées dans les situations sociales. C'est pourquoi, lorsque cela est nécessaire, un psychiatre peut également encourager un quatrième type de thérapie, la thérapie d'amélioration cognitive (CET), qui combine des exercices cognitifs sur ordinateur et une thérapie de groupe afin d'améliorer les compétences sociales et le fonctionnement cognitif de la personne.

Lorsqu'une personne participe à un traitement depuis un certain temps, ses psychiatres mettent en œuvre l'échelle des syndromes positifs et négatifs (PANSS) afin d'en suivre les effets. Le test PANSS est généralement effectué à intervalles réguliers et est similaire au test BPRS effectué lors du diagnostic initial : Le psychiatre mène un entretien de 30 minutes et compare les résultats avec les précédents afin d'évaluer l'efficacité de la combinaison de médicaments et de thérapies proposée. Il évalue 30 items différents décrits dans le PANSS et fournit un score compris entre 30 et 210 points. S'ils décident de procéder à des évaluations plus détaillées, ils se tourneront probablement vers les tests SAPS (Scale for the Assessment of Positive Symptoms) et SANS (Scale for the Assessment of Negative Symptoms). La SANS recherche chez le patient des signes de l'un des 25 symptômes négatifs totaux de la schizophrénie, tandis que la SAPS fait de même pour 34 symptômes positifs totaux. Au fil du temps, tous ces résultats sont comparés aux précédents pour indiquer si le traitement fonctionne ou s'il doit être modifié pour maximiser son efficacité. La bonne nouvelle est que, dix ans après le diagnostic, environ la moitié des personnes atteintes de schizophrénie sont soit guéries, soit suffisamment traitées pour pouvoir vivre normalement dans la société.

Toutefois, en raison du coût des soins, de nombreuses personnes ne participent qu'à une partie des traitements dont elles ont besoin ou ne bénéficient d'aucun traitement. Le traitement et la guérison de la schizophrénie coûtent environ deux fois plus cher que ceux de la dépression. Les coûts sont encore plus élevés si le patient a des tendances suicidaires ou violentes qui entraînent des traitements supplémentaires, des hospitalisations ou des arrestations. Le coût d'un traitement adéquat de la schizophrénie peut atteindre 57 000 dollars par an aux États-Unis. Dans le passé, la majeure partie de ce coût annuel provenait des soins hospitaliers ; aujourd'hui, la majeure partie de ce coût provient des médicaments antipsychotiques en raison de l'augmentation de leur utilisation. Malheureusement, en raison de sa gravité, la schizophrénie accroît le risque de pauvreté, et la seule aide financière que certaines personnes atteintes de schizophrénie peuvent recevoir est une allocation d'invalidité, si elles remplissent toutes les conditions requises. Les personnes présentant des symptômes positifs graves de schizophrénie peuvent choisir de se faire hospitaliser volontairement si elles ont l'impression de perdre le contrôle d'elles-mêmes ou de leurs symptômes. En moyenne, 90 000 personnes aux États-Unis sont soignées dans un hôpital pour cette maladie à tout moment. Une fois que les symptômes sont maîtrisés et que la situation est suffisamment stable pour que la personne puisse reprendre sa vie, elle sort de l'hôpital. Si les soins nécessitent un traitement à plus long terme, certaines personnes choisissent d'être admises dans des centres de soins psychiatriques spécialisés. Pour l'ensemble des États-Unis, les coûts totaux s'élèvent à plus de 62 milliards de dollars par an, dont 22,7 milliards de dollars de coûts directs et le reste résultant de la baisse de productivité, de l'absence de logement et d'autres facteurs.

Stratégies d'autogestion

Les professionnels sont tenus de prescrire des médicaments, tels que des antipsy-chotiques, et de guider le patient à travers diverses stratégies thérapeutiques et évaluations. Ces méthodes officielles font des merveilles pour aider les personnes atteintes de schizophrénie à améliorer leur vie et à la mener aussi régulièrement que possible. Cependant, chaque environnement et chaque situation sont dif-férents pour les personnes atteintes de schizophrénie, et nombre d'entre elles cherchent d'autres moyens de s'aider elles-mêmes dans leur cheminement vers la guérison. En fait, une étude a montré que 48 % des personnes atteintes de schizophrénie s'appuient fortement sur des techniques d'autogestion pour gérer leurs symptômes. Voici quelques-unes des stratégies d'autogestion couramment utilisées par de nombreuses personnes atteintes de schizophrénie :

- Réfléchir à des contre-arguments pour contrer leurs illusions

- Identifier certains aspects positifs de la maladie, tels que le sentiment d'être connecté à la spiritualité ou à la nature et la capacité à ressentir des émotions plus fortes que la moyenne des gens.

- Pendant les périodes de profonde méfiance à l'égard des autres, se remé-morer les périodes où ils ont ressenti un amour fort pour quelqu'un.

- Nourrir les relations positives dans leur vie

- Se rappeler les résultats positifs et cultiver l'optimisme

- Créer une routine réalisable et s'y tenir autant que possible

Il est évident qu'un grand nombre de ces méthodes d'autogestion deviennent plus faciles avec le temps et sont renforcées par la thérapie essentielle à laquelle on participe. Ensemble, la thérapie et les astuces d'autogestion permettent à une personne de se libérer plus facilement de ses schémas de pensée négatifs et de maximiser ses chances de guérison. Merveilleusement, l'autogestion finit par devenir une habitude naturelle et continue d'aider l'individu à minimiser le risque de rechute. En fait, 30 % des personnes atteintes de schizophrénie vivent normalement 10 ans après leur diagnostic, même après avoir cessé de prendre des médicaments antipsychotiques.

Une autre méthode utile pour traiter la schizophrénie est l'utilisation d'un animal de soutien. Le plus souvent, les gens adoptent un chien d'assistance psychiatrique (PAD), ou un chien d'assistance spécialement dressé pour aider les personnes atteintes d'une maladie mentale. Ils aident la personne en réduisant son anxiété et peuvent même indiquer si la personne présente des signes d'hallucination. Cependant, certaines personnes se contentent de passer du temps en compagnie d'un autre animal qui semble atténuer les symptômes positifs. Par exemple, Molly Wilson, qui a été diagnostiquée schizophrène alors qu'elle n'avait que 16 ans, a constaté que ses hallucinations auditives s'estompaient lorsqu'elle passait du temps avec des chevaux. Le lien qui peut se former entre une personne atteinte de schizophrénie et un animal peut être un outil très efficace pour l'autogestion.

CHAPITRE 4 : HISTOIRE DE LA SCHIZOPHRÉNIE ET DES SOINS PSYCHIATRIQUES

La schizophrénie et ses complexités ont posé de nombreux problèmes tout au long de son histoire, tant aux chercheurs qui tentaient de la comprendre qu'aux patients qui devaient souffrir du manque de connaissances de la science sur le sujet. Pendant longtemps, la schizophrénie n'a même pas été identifiée comme une maladie à part entière, mais traitée comme n'importe quel autre trouble psychologique.

Au XIIe siècle, le Bethlem - souvent appelé "Bedlam" - a été construit pour servir de refuge aux personnes qui avaient du mal à vivre en société. Il a d'abord été appelé le Prieuré de Sainte-Marie de Bethléem et a été utilisé dans un sens religieux. Plus tard, il fut simplement connu sous le nom d'hôpital de Bethlem. Pendant près de cinq siècles, sa priorité a été de fournir un lieu de séjour à ceux qui étaient trop pauvres pour se payer leur propre logement. Par la suite, des personnes souffrant de maladies mentales ont commencé à venir au Bethlem en raison de leur incapacité à s'occuper d'elles-mêmes. Il a été reconstruit à la fin du XVIIe siècle et a été officiellement déclaré asile. Il était tristement célèbre pour son aspect extérieur magnifique, reflétant même l'apparence du château de Versailles en France, alors que ses fondations étaient aussi faibles et mal construites que le système de soins qu'il abritait.

Pendant des siècles, le Bethlem a été le seul centre de soins du Royaume-Uni disponible pour les personnes souffrant de maladies mentales, quelles qu'elles soient. Les maladies mentales étaient alors considérées comme des maladies physiques et traitées comme telles. Les traitements à l'hôpital Bethlem comprenaient donc des vomissements provoqués, des diarrhées et des saignées, dans le but de purger le corps de ce qui rendait la personne malade. Ces traitements n'étaient interrompus que lorsque la personne était considérée comme guérie, ce qui entraînait évidemment la mort de la plupart des patients. Les conditions à l'intérieur étaient horribles et ressemblaient plus à une prison torturante qu'à un lieu de refuge ou de soins. La plupart des médecins de l'époque pensaient que les maladies mentales dont souffraient les patients leur ôtaient tout sentiment de peur, de honte et d'émotions normales, ce qui rendait "acceptable" les violences physiques, verbales et mentales infligées par le personnel. L'environnement chaotique et infernal de Bethlem en a fait une énorme attraction touristique et n'a pas permis d'améliorer les soins, les postes dans l'institution étant attribués uniquement par népotisme. Bethlem n'offrait aucun remède, traitement ou soin, et présentait un risque élevé de blessures et de décès pour les personnes qui y étaient admises. Malheureusement, toutes les institutions qui ont été construites par la suite dans le but d'offrir un meilleur lieu de soins aux personnes souffrant de troubles mentaux graves tels que la schizophrénie ont connu la même fin, les conditions devenant de plus en plus abusives.

Pourquoi, alors, tant de personnes ont-elles été admises dans ces soi-disant centres de soins ? En général, c'est simplement à cause de la gêne et du poids que les gens ressentent à l'égard de l'état de la personne affectée. Dans l'ensemble, ces lieux étaient de terribles prisons qui empêchaient les personnes atteintes de maladies mentales d'affecter leurs amis et leur famille.

Finalement, ces troubles ont été reconnus comme étant liés à l'esprit et non au corps physique. Ces troubles ont alors été classés dans les quatre catégories suivantes :

- Mélancolie : semblable à la dépression moderne

- Manie : épisodes maniaques

- Démence : similaire à la schizophrénie moderne

- La folie morale : également similaire à la schizophrénie moderne

Avec le recul, il a été établi que si un patient était enregistré comme souffrant à la fois de mélancolie, de manie et de démence, il souffrait probablement de ce que l'on appelle aujourd'hui un trouble bipolaire.

Au XIXe siècle, de plus en plus d'asiles ont été construits au Royaume-Uni, aux États-Unis et dans de nombreux autres pays. Toutefois, les conditions de vie ne se sont guère améliorées dans la plupart des nouveaux établissements. Des opérations chirurgicales du cerveau sans fondement, des électrochocs extrêmes et des quantités massives de médicaments sédatifs étaient utilisés pour "traiter" et contenir les symptômes présentés par les patients. Les médecins du centre psychiatrique de Willard, aux États-Unis, ont administré 1443 électrochocs sans anesthésie ni protection en 1943. Les conditions de vie à Willard ne se sont pas améliorées au cours de la moitié suivante du siècle et le centre a finalement été fermé pour de bon en 1995. Tout au long du XXe siècle, même les asiles qui n'employaient pas des méthodes de traitement aussi abusives ont fait l'objet de nombreuses critiques en raison de l'institutionnalisation ; en d'autres termes, les patients qui parvenaient à se rétablir n'étaient pas libérés en raison de leur incapacité à se réassimiler dans la société. C'est une autre raison pour laquelle les grandes institutions de soins psychiatriques ont été fermées au profit de centres de soins plus petits et plus locaux.

Les établissements de soins psychiatriques actuels ne ressemblent pas à leurs prédécesseurs. Ils sont souvent plus petits et n'enferment pas les personnes souffrant de maladies mentales. Aujourd'hui, les patients bénéficient de l'intimité de leur propre chambre et sont généralement soumis à un programme quotidien organisé comprenant des activités récréatives, des études (si nécessaire), des thérapies de groupe, des repas et des visites chez le médecin. Les personnes séjournent souvent dans ces établissements de quelques jours à plusieurs mois et sont généralement en mesure de partir de leur plein gré si elles ont été hospitalisées volontairement.

Les débuts

Avant d'être diagnostiquée à tort comme une maladie physique, puis comme une variété de manie, de mélancolie, de démence ou de folie morale, la schizophrénie et les troubles psychologiques similaires ont été traités par des personnalités religieuses. Cette pratique était particulièrement répandue entre le 14e et le 16e siècle, période durant laquelle on pensait que ces troubles étaient dus à des possessions démoniaques, à des pactes conclus avec le diable ou à une punition pour les péchés commis. À cette époque, les personnes atteintes étaient souvent accusées de sorcellerie et brûlées sur le bûcher, ce qui a entraîné la mort de dizaines de milliers de malades mentaux. Au cours des siècles suivants, l'exorcisme était une technique très répandue pour débarrasser les malades mentaux des démons dont on les croyait possédés. Parfois, on recourait même à la trépanation, qui consistait à percer des trous dans le crâne de la personne concernée pour tenter de libérer les causes surnaturelles qui perturbaient son esprit. Il est intéressant de noter que dans le monde moderne, les personnes souffrant de schizophrénie étaient susceptibles de développer des délires et des hallucinations à caractère religieux seulement après qu'une telle possibilité leur ait été suggérée.

La schizophrénie et les troubles psychologiques similaires sont attestés dès 2000 avant Jésus-Christ. Des textes décrivant des symptômes semblables à ceux de la schizophrénie ont été trouvés dans d'anciennes civilisations, sur les terres des pays africains, asiatiques et européens d'aujourd'hui. Nombre d'entre eux reflétaient les mêmes convictions qu'à l'époque médiévale, à savoir que des forces surna-turelles étaient responsables de ces nombreux troubles.

C'est le Dr. K. K. K. à la fin du 19e siècle qui a identifié la schizophrénie comme un trouble psychologique à part entière. Il l'a définie comme "une maladie biologique causée par des processus anatomiques ou toxiques". Il l'a toutefois qualifiée de "dementia praecox", en référence à la catégorie de démence précédemment ac-ceptée et utilisée pour diagnostiquer les maladies mentales. Il pensait également qu'avec l'âge, la démence praecox évoluait toujours vers une démence complète. La personne qui a introduit le terme de schizophrénie et l'a défini plus étroitement que ce qu'il est aujourd'hui est le psychiatre suisse Eugen Bleuler, mentionné plus haut, en 1908. Il est également le premier à reconnaître la variabilité des symptômes et à affirmer que le fonctionnement cognitif des personnes atteintes de schizophrénie n'est pas systématiquement altéré, mais parfois seulement dans certaines situations. Il pensait que le facteur unique de la schizophrénie était la dualité d'un fonctionnement cognitif inhibé et d'un détachement de la réalité. Ce concept fondamental est à l'origine de l'identification des symptômes positifs et négatifs de la schizophrénie.

La recherche moderne indique que la schizophrénie est probablement contenue dans les mêmes gènes que ceux qui ont conféré au cerveau humain sa complexité unique. En fait, la probabilité de développer une schizophrénie a augmenté après l'évolution de l'homo sapiens à partir de l'homme de Neandertal. En d'autres termes, plus l'homme est évolué, plus il est susceptible de développer la maladie. Cela indique un lien intéressant entre le gène qui provoque la vulnérabilité à la schizophrénie et ceux qui ont augmenté les capacités de survie de l'homme. Dans le cas contraire, les conséquences naturellement fatales du gène sur l'individu affecté l'auraient fait disparaître à terme.

Idées fausses du passé

Tout au long de l'histoire, la schizophrénie a été identifiée à tort comme une multitude de choses et de causes supposées. Ces idées ont engendré une culture toxique autour de la schizophrénie et de toutes les autres maladies mentales, qui n'a pas encore été entièrement démantelée.

L'association de la schizophrénie à une logique religieuse et surnaturelle a suscité la peur chez de nombreuses personnes. C'est la raison pour laquelle tant de malades mentaux ont été tués parce qu'ils étaient supposés être des sorciers. D'autres se tenaient tout simplement à l'écart des personnes atteintes, et de nombreuses familles étaient bien plus disposées à confier leur proche à un établissement comme le Bethlem qu'à lui prodiguer elles-mêmes des soins. Elles craignaient souvent d'être possédées et tentaient de se protéger. En plus de susciter la peur chez les autres, cette association entraînait également une pression mentale supplémentaire sur la personne affectée, car certains disaient que leur état était une punition pour leurs péchés. Au lieu d'être soutenues dans leur maladie, les personnes concernées étaient humiliées pour leurs supposés péchés et se sentaient coupables de leur état, comme si elles l'avaient provoqué elles-mêmes. Même dans la société moderne, certaines personnes continuent de nier les causes biologiques de la schizophrénie et pensent que c'est la volonté d'un être divin qui fait qu'une personne vit avec la schizophrénie.

Au-delà de la religion, l'incompréhension de la schizophrénie a conduit de nombreuses personnes à être étiquetées comme étant simplement paresseuses, à la recherche d'attention et irresponsables parce qu'elles sont incapables de mener une vie normale. En réalité, la paresse est un acte ou un choix conscient de la part d'une personne qui n'est pas affectée par la maladie mentale. Dans le cas de la schizophrénie, c'est l'avolition, et non la paresse, qui est à l'origine du manque extrême de motivation de la personne, ce qui rend difficile l'accomplissement de certaines tâches. Ce phénomène est souvent considéré comme l'un des principaux symptômes négatifs de la schizophrénie et est également présent dans d'autres troubles, notamment la dépression et les troubles bipolaires. Pendant les épisodes psychotiques, il devient encore plus difficile pour une personne d'accomplir les tâches les plus simples, ce qui la met dans une situation dangereuse.

En raison de ces accusations inexactes, de nombreuses personnes atteintes de schizophrénie continuent d'être traitées comme des parias et sont même rejetées par leurs amis et leur famille. Leurs proches les confient à des établissements psychiatriques et refusent de s'occuper d'elles. Elles se retrouvent sans aucune forme de système de soutien, sont plus susceptibles de devenir sans-abri et de se livrer à la toxicomanie, et disposent de ressources très limitées alors qu'elles entament leur parcours vers la guérison dans l'isolement.

Le processus de stigmatisation

Bien que l'histoire de la stigmatisation remonte à la première observation de symptômes de type schizophrénique, de nombreux systèmes sociétaux continu-ent de véhiculer ces notions. Ces systèmes démesurent la schizophrénie et, plutôt que de prendre des mesures pour rendre le traitement accessible à un plus grand nombre de personnes, l'utilisent comme un simple fait divers captivant.

En fait, les médias dans leur ensemble ont tendance à relayer les informations sur la schizophrénie par des histoires qui se concentrent uniquement sur les actions de l'individu et non sur la façon dont la maladie mentale a réellement affecté des millions de personnes. Cela continue à permettre aux gens de blâmer les person-nes atteintes pour des actions qui sont souvent indépendantes de leur volonté. En outre, elle examine la schizophrénie à travers un prisme qui isole chaque individu affecté sans jamais se pencher sur ses effets de masse. De nombreuses personnes n'ont jamais été confrontées aux réalités de la schizophrénie. C'est pourquoi ils s'appuient sur diverses formes de médias pour obtenir des informations à ce sujet. La majorité des médias de divertissement et d'information leur donnent l'impression - consciemment ou inconsciemment - que les personnes atteintes de schizophrénie ne devraient pas être considérées comme des membres normaux de la société. Il y a fort à parier que la plupart des personnes qui pensent ainsi ont été en contact avec des collègues, des amis ou des connaissances qui vivent avec des troubles psychologiques, tels que la schizophrénie. La vérité est que, contrairement à ce que certains peuvent penser, les personnes atteintes de ces troubles ne sont pas obligées de divulguer publiquement cette information et peuvent mener une vie normale aux côtés de personnes ne souffrant pas de maladies mentales.

Le manque d'accessibilité aux traitements peut souvent conduire au sans-abrisme et à des hospitalisations répétées. En fait, une enquête a révélé qu'environ un sans-abri sur trois aux États-Unis souffre de schizophrénie et n'a aucun moyen de recevoir un traitement. Ce n'est là qu'une des façons dont la société criminalise la maladie mentale.

Lorsqu'une personne qui n'a pas les moyens de se faire soigner a un épisode psychotique potentiellement dangereux, par exemple, elle est non seulement arrêtée, mais elle sera probablement citée dans les journaux et aux informations comme une autre personne "dangereuse" atteinte de schizophrénie, ce qui stigmatise encore davantage toutes les personnes souffrant de ce trouble. En fait, les personnes souffrant de troubles psychologiques, tels que la schizophrénie et les troubles bipolaires, ont dix fois plus de chances de se retrouver dans une cellule de prison que dans un lit d'hôpital.

CHAPITRE 5 : RÉPERCUSSIONS DES STIGMATES MODERNES

Bien que les choses s'améliorent, la schizophrénie est encore largement considérée comme un inconvénient pour le grand public. La seule différence est qu'aujourd'hui, au XXIe siècle, la société n'a plus intérêt à enfermer les gens dans des asiles aux conditions répugnantes. Au lieu de cela, elle le fait un peu plus subtilement, "un peu" étant le mot clé ; quiconque consacre un peu plus de temps à enquêter sur le traitement actuel des personnes atteintes de schizophrénie verra à quel point la situation peut parfois être déplorable.

La société - et en grande partie le gouvernement - ne répond pas aux besoins des personnes souffrant de troubles psychologiques. Il semble qu'elle alloue tant de fonds à certains domaines de la société qu'elle en néglige complètement d'autres. La façon dont le gouvernement affiche ses priorités montre clairement à quel point les personnes souffrant de maladies mentales sont reléguées au second plan. En fait, ils préfèrent largement la facilité lorsqu'il s'agit de cette question et choisissent de criminaliser les personnes atteintes de maladies mentales. En d'autres termes, accuser et incarcérer des personnes atteintes de maladies mentales coûte beaucoup moins cher que de consacrer de l'argent à leur traitement et à leur réadaptation. En outre, des troubles tels que la schizophrénie nécessitent un traitement beaucoup plus intensif - et donc plus coûteux - que de nombreuses maladies mentales plus courantes, telles que l'anxiété et la dépression. Les personnes souffrant de troubles psychologiques graves, comme la schizophrénie, représentent une part beaucoup plus faible de la société, ce qui permet à celle-ci de s'en tirer plus facilement en les ostracisant et en les maltraitant. Très peu de personnes qui ne sont pas concernées par la schizophrénie dans leur vie savent que près d'une prison sur trois aux États-Unis détient des personnes souffrant de troubles psychologiques graves sans qu'aucune charge ne soit retenue contre elles, simplement parce qu'elles attendent d'être évaluées ou qu'une place dans un centre de soins psychiatriques se libère. Il s'agit d'une action très directe qui punit littéralement les personnes atteintes de maladies mentales et qui ressemble étrangement aux tactiques utilisées à l'époque médiévale.

Les gens défendent souvent ces actes en disant que les personnes atteintes de schizophrénie sont souvent violentes. Toutefois, il s'agit là d'une grande exagération. Seul un faible pourcentage de personnes atteintes de schizophrénie agit de manière violente envers les autres, comparable au faible pourcentage de la population générale qui devient violente. En fait, les personnes atteintes de schizophrénie sont 14 fois plus susceptibles d'être victimes d'un acte de violence que d'être arrêtées pour avoir elles-mêmes agi violemment. Ce fait est totalement ignoré par les médias, qui ne montrent pas aux gens la réalité du lien entre la violence et la schizophrénie, où de nombreuses personnes atteintes de ce trouble sont souvent les cibles de la violence plutôt que ses auteurs. Ce risque est d'autant plus grand que les personnes atteintes sont placées en prison plutôt qu'en traitement, ce qui accroît leur vulnérabilité à la violence.

Les prisons ne sont pas les seuls systèmes sociaux dans lesquels les personnes atteintes de schizophrénie sont traitées injustement. Le système de l'emploi et les lieux de travail sont totalement dépourvus d'aménagements pour les personnes souffrant d'une maladie mentale. Les personnes atteintes de schizophrénie sont six à sept fois plus susceptibles d'être sans emploi que la population générale. Comment sont-elles censées payer les traitements nécessaires qui leur permettraient de vivre normalement ? La réponse ne dérange tout simplement pas ceux qui ne sont pas touchés par la schizophrénie. Ce phénomène inacceptable et normalisé ne commencera à changer que lorsque des mesures seront mises en place pour adapter le système de l'emploi afin de permettre aux personnes atteintes de schizophrénie de trouver et de conserver un travail.

Une autre idée reçue sur la schizophrénie est qu'elle est causée par une mauvaise éducation. Cette croyance a gagné en popularité après l'introduction des théories psychanalytiques de Sigmund Freud. Bien qu'il existe des preuves évidentes du lien entre les traumatismes subis pendant l'enfance et l'apparition de la maladie, un enfant élevé dans un environnement non violent ne développera pas la schizophrénie uniquement parce que ses parents ont commis quelques erreurs parentales.

Ce n'est pas la seule idée fausse sur la schizophrénie qui jette la honte sur les parents. Les gens s'attendent souvent à ce que les personnes atteintes de schizophrénie soient incapables de mener une vie normale. Cela se traduit par l'idée que les personnes atteintes de schizophrénie ne devraient pas prendre sur elles de fonder une famille ou d'élever des enfants. Non seulement parce qu'ils craignent le risque légèrement accru que leur progéniture soit également atteinte de la maladie, mais aussi parce qu'ils supposent que ces personnes ne sont pas aptes à assumer une telle tâche. Si le traitement est suivi en conséquence, les personnes atteintes de schizophrénie peuvent tout à fait être de bons parents stables. En fait, une étude a montré que 70 % des personnes dont les parents sont atteints de schizophrénie étaient satisfaits de l'éducation qu'ils recevaient d'eux. Élever un enfant, c'est avant tout s'engager à être un bon parent, tant pour les personnes atteintes de schizophrénie que pour celles qui ne le sont pas. Si un parent connaît des épisodes occasionnels de psychose, il est souvent bon de l'expliquer à ses enfants d'une manière adaptée à leur âge. De cette façon, l'enfant sait à quoi s'attendre et l'accepte comme quelque chose qui arrive, au lieu d'être effrayé par la perception qu'il en a.

Les parents doivent bien connaître les signes avant-coureurs de la schizophrénie afin de savoir à quoi s'attendre si leur enfant présente des symptômes. C'est parce que les gens pensent que la schizophrénie est très rare et qu'ils supposent que l'enfant est simplement paresseux ou immature que la recherche d'un traitement est souvent retardée. En connaissant les signes, les parents sont plus à même de commencer le traitement plus tôt si nécessaire et de maximiser les chances de leur enfant de devenir un adulte équilibré. Bien que le diagnostic soit rarement posé à un jeune âge, les mauvais traitements infligés aux enfants schizophrènes en âge scolaire ne sont pas rares. En raison des symptômes positifs et négatifs de la maladie, de nombreux enfants ne peuvent pas être scolarisés dans une école publique ou privée, du moins pendant la durée d'épisodes psychotiques particulièrement difficiles. Souvent, les parents d'enfants schizophrènes optent pour l'enseignement à domicile. Bien que cette solution ait ses propres avantages, elle peut accroître l'isolement de l'enfant et l'empêcher d'acquérir des compétences sociales utiles pour son avenir. Les enfants qui continuent à fréquenter les écoles publiques sont souvent victimes de brimades, ce qui peut les détourner complètement des interactions sociales. En outre, la façon dont les informations sont enseignées en classe n'est pas toujours la meilleure façon pour les enfants atteints de schizophrénie d'assimiler et de mémoriser, ce qui ralentit leurs progrès.

Déstigmatiser la schizophrénie

Le processus de déstigmatisation de la schizophrénie commence avec chaque individu. Ceux qui ne sont pas conscients de ses effets néfastes ne seront pas enclins à mettre fin ou à dénoncer les représentations erronées, les stéréotypes et les limites imposées aux personnes atteintes de schizophrénie. Le fardeau de la modification des idées fausses normalisées ne devrait pas reposer une fois de plus sur les personnes vivant avec la maladie, mais plutôt sur la population générale qui joue actuellement un rôle actif dans la perpétuation de ces idées. Il appartient aux personnes non atteintes de schizophrénie de travailler ensemble à la création d'un environnement plus accueillant.

Cela commence par l'acte peut-être le plus important et le plus complet qu'est l'éducation. Lorsque les gens pensent à l'éducation, ils pensent souvent directement à l'éducation formelle, comme l'école primaire, les collèges et les universités. En réalité, l'éducation nous parvient par le biais de toutes les formes de médias et de ce avec quoi nous interagissons dans notre environnement. Bien que nous soyons encore loin de pouvoir intégrer dans le système scolaire des informations adéquates sur les maladies mentales, c'est à nous de contribuer à l'éducation de ceux qui nous entourent. Même pour les parents qui ne souffrent pas de schizophrénie, parler à leurs enfants de l'importance de la santé mentale enlève à celle-ci le pouvoir d'être stigmatisée dans leur esprit. Ils apprennent que des personnes vivent avec différentes maladies - même celles qu'ils ne peuvent pas voir physiquement - et respecteront ces différences. Le changement que nous voulons voir dans les systèmes, tels que les lieux de travail et les méthodes défectueuses d'incarcération, commence par des personnes à qui l'on apprend à valoriser les autres, que leurs capacités physiques et mentales et leur santé soient ou non les mêmes que les leurs. Bien sûr, avec l'éducation sur les maladies mentales actuellement en vigueur, il n'est pas surprenant que les enfants deviennent des adultes effrayés par la mauvaise chose : les personnes atteintes de maladies mentales au lieu du traitement injuste qu'elles subissent. Plutôt que de s'appuyer sur un ou deux films tristement célèbres qui représentent mal les personnes atteintes de schizophrénie, les personnes impliquées dans le divertissement devraient faire pression pour que les médias cessent de montrer la maladie d'un point de vue singulier et fournissent des exemples précis de son spectre.

Cela peut sembler fastidieux, mais c'est grâce à cette approche progressive de l'éducation de chaque individu qu'un changement à plus grande échelle peut enfin se produire. En fin de compte, un nombre croissant de personnes feront pression pour que les politiques changent et que les fonds publics soient alloués de manière plus appropriée, rendant le traitement de plus en plus accessible. La réadaptation deviendra enfin la priorité, et le système antérieur de criminalisation et de culpabilisation ne sera plus qu'un lointain souvenir. Les choses changent et s'améliorent lentement, et nous avons sans aucun doute parcouru un long chemin, mais il reste encore beaucoup à faire sur ce front.

Changer le récit et faire face à la stigmatisation

Actuellement, certaines personnes plaident pour que la schizophrénie soit reclassée en tant que maladie du cerveau, comme la maladie d'Alzheimer. L'objectif de cette proposition est d'éliminer l'extrême stigmatisation qui entoure la schizophrénie et, peut-être, de consacrer plus d'argent à la recherche dans ce domaine afin de découvrir davantage d'options de traitement. En effet, les maladies mentales ne sont pas traitées aussi sérieusement que les maladies physiques. L'organisation, appelée Schizophrenia and Related Disorders Alliance of America, encourage le Congrès à inclure la schizophrénie dans un programme du CDC qui permettra de mener davantage de recherches sur les facteurs neurologiques sous-jacents. Cela permettra d'intensifier les recherches sur les facteurs neurologiques sous-jacents, ce qui débouchera sur des traitements supplémentaires, voire sur une éventuelle guérison de la schizophrénie. Les personnes atteintes de maladies neurologiques sont beaucoup moins susceptibles d'être blâmées pour leur état et ont plus de chances de recevoir des soins appropriés que les personnes souffrant de troubles psychologiques. Grâce à cette nouvelle définition de la schizophrénie, d'autres troubles psychologiques, tels que le trouble bipolaire, pourraient être les prochains à être examinés.

Amanda Southworth, une jeune activiste inspirante, fait également un grand pas vers la normalisation de l'acceptation des maladies mentales. Elle cherche actuellement à créer une application qui aidera les personnes atteintes de schizophrénie à identifier les hallucinations dont elles sont victimes. Objectivement, elle contribue davantage à la déstigmatisation des troubles psychologiques que des communautés entières d'adultes. Il est regrettable que les grandes entreprises de la Silicon Valley n'accordent jamais la priorité à la création de telles applications, simplement parce qu'elles sont considérées comme moins rentables financièrement, mais des personnes comme Amanda Southworth sont la preuve que l'avenir des personnes souffrant de maladies mentales est bien plus prometteur que le passé.

Pour les personnes atteintes de schizophrénie, la stigmatisation est l'un des principaux facteurs extérieurs qui contribuent aux troubles émotionnels. Elle peut entraîner un sentiment de culpabilité, une augmentation de l'anxiété sociale et une préférence pour la dissimulation de la réalité de leurs luttes par crainte d'être jugées et mises à l'écart. Faire face à la stigmatisation est un tout autre fardeau pour les personnes touchées par la maladie. Ceux qui luttent contre ses effets peuvent même éviter de recevoir le traitement dont ils ont besoin par crainte de l'injustice à laquelle ils pourraient être confrontés en tant que personne étiquetée comme malade mentale. Voici quelques mesures à envisager pour les personnes confrontées à cette stigmatisation :

- Débarrassez-vous de la honte intériorisée influencée par la perception erronée de la schizophrénie par la société.

- Ne laissez pas votre maladie vous définir ; la schizophrénie n'est pas tout ce que vous êtes et ne dicte pas qui vous êtes ou pouvez être.

- Ne laissez pas les autres vous convaincre de ce que vous êtes ou n'êtes pas capable de faire.

- Rejoignez un groupe de soutien pour vous engager dans un environnement sûr et constater que vous n'êtes pas seul dans votre parcours.

- Soyez honnête avec les professionnels de la santé pour vous assurer que vous recevez le traitement le plus approprié.

- Trouvez des personnes qui vous soutiennent et fréquentez-les activement.

CHAPITRE 6 : SOUTENIR UN PROCHE ATTEINT DE SCHIZOPHRÉNIE

La partie la plus effrayante de la schizophrénie est peut-être sa capacité à passer inaperçue pendant des années. Elle ne se manifeste pas de manière évidente alors qu'elle se fraye lentement un chemin dans les fonctions cognitives, les capacités de socialisation et la perception de la réalité d'une personne. Elle peut passer des années à tromper les gens, à leur faire prendre conscience que quelque chose ne va pas chez eux, mais sans les alarmer au point qu'ils demandent de l'aide. Parfois, avant qu'elle ne puisse être contenue, elle se manifeste finalement par un premier épisode de psychose. L'individu risque alors de devenir son pire ennemi.

Pour une personne extérieure, il est extrêmement difficile de voir un être cher vivre une expérience aussi traumatisante. Vous pouvez vous sentir coupable, vous reprocher de ne pas l'avoir remarqué plus tôt ou avoir honte de ne pas avoir été en mesure d'aider à calmer cet épisode de psychose. En réalité, cette façon de penser et tout ce qui en découle sont contre-productifs. Lorsque la schizophrénie n'a jamais été rencontrée auparavant, la plupart des gens ne savent pas quels sont les signes avant-coureurs. Toutefois, le fait de connaître ces signes n'est pas toujours utile. Il peut être extrêmement difficile d'encourager une personne dont vous craignez qu'elle soit atteinte de schizophrénie à se faire soigner. Dans une situation où un proche refuse de se faire soigner, le mieux que vous puissiez faire est de lui apporter suffisamment de soutien pour qu'il finisse par écouter vos suggestions. Forcer une personne à chercher de l'aide contre son gré peut non seulement l'amener à rejeter l'idée encore plus fortement, mais aussi créer un environnement hostile dans lequel elle a l'impression d'être rejetée.

Il ne fait aucun doute qu'il est difficile et déchirant de voir un être cher souffrir d'une maladie qui pourrait être traitée. Cependant, ce n'est pas seulement votre point de vue qu'il faut prendre en compte. Leur réalité, leurs expériences et leurs luttes ont leur propre validité et méritent d'être reconnues. Dans une situation où le traitement ou l'idée de demander de l'aide est rejetée, l'effet le plus positif viendra de votre soutien inconditionnel. Vous n'êtes peut-être pas obligé d'approuver ou d'encourager leurs décisions, mais le fait de leur montrer que vous êtes là pour eux aura un effet extrêmement positif.

Pour une personne atteinte de schizophrénie, les perceptions telles que nous les connaissons sont altérées, ce qui lui donne un sentiment d'isolement incroyable. Une fois de plus, grâce à vos soins et à votre soutien, les menaces qu'elle pense devoir affronter peuvent s'estomper. Validez leurs expériences. Consacrez une partie de votre temps à écouter attentivement ce qu'ils ont à dire. Pour les aider réellement, vous devez faire de votre mieux pour comprendre ce qu'ils vivent.

Comme toute personne dont un proche est atteint de schizophrénie, vous souhaitez qu'il aille mieux. Il s'agit d'un voyage qui vous concerne tous les deux, et les difficultés qu'il comporte vous entraînent avec lui. Pour apporter le meilleur soutien possible et déstigmatiser davantage la schizophrénie, parlez ouvertement de votre propre santé mentale. C'est aussi une méthode efficace pour détourner l'attention de la maladie mentale de votre proche. Cela montre que les troubles mentaux n'affectent pas qu'eux et peut créer un lien plus fort entre vous deux.

Vivre avec la schizophrénie

Parallèlement aux traitements professionnels, de nombreuses personnes sont encouragées à adopter un mode de vie qui leur offre une certaine stabilité. Le fait de minimiser la survenue d'événements choquants ou bouleversants permet d'éviter une détresse émotionnelle inutile, ce qui rend le chemin vers l'atténuation des symptômes de la schizophrénie beaucoup plus facile. Malheureusement, de nombreuses personnes atteintes de schizophrénie sont désavantagées lorsqu'il s'agit de nouer des relations amoureuses. Même les relations non romantiques sont souvent mises à rude épreuve, de nombreux membres de la famille et amis de la personne touchée ne voulant pas prendre la responsabilité de s'occuper d'elle. Non seulement cela nuit à leur bien-être émotionnel, mais en l'absence d'un soutien adéquat, ils risquent davantage d'être maltraités et négligés par le système médical.

Environ 20 % seulement des personnes diagnostiquées schizophrènes sont en mesure d'occuper un emploi sur le marché du travail primaire. En fonction de leur niveau de stabilité financière, le chômage peut frapper et l'argent peut rapidement devenir un problème. En fonction de la gravité des symptômes et des problèmes financiers, le sans-abrisme et les mauvaises conditions de vie ne sont pas loin. Si votre proche est confronté à une telle situation, évaluez si vous êtes dans une situation qui vous permettrait de l'aider. La bonne nouvelle, c'est qu'avec une médication appropriée, votre proche a beaucoup plus de chances de subvenir à ses besoins lorsque la situation s'améliorera. Vous pouvez commencer par dresser une liste de vos dépenses et établir un budget pour déterminer le montant que vous êtes en mesure de lui fournir. Toutefois, s'il n'est pas possible de donner de l'argent dans votre situation, envisagez de l'aider à demander des prestations gouvernementales ou même d'organiser une collecte de fonds en son nom.

De nombreuses personnes observant un proche atteint de schizophrénie sont choquées par le premier épisode de psychose auquel elles assistent. Leur principale crainte est de se faire du mal à elles-mêmes. Dans une situation aussi délicate que celle-ci, les personnes qui n'ont jamais été confrontées à un tel événement ne savent pas comment agir. Dans les situations qui dégénèrent en situations potentiellement dangereuses, de nombreuses personnes ne savent pas s'il faut ou non appeler le 911 pour obtenir de l'aide. Si la réponse à l'une des questions suivantes est affirmative, appeler le 911 peut être la meilleure solution pour assurer la sécurité de tous :

- Menacent-ils de se faire du mal ou de faire du mal à quelqu'un d'autre ?

- Ont-ils des antécédents de tentatives de suicide ?

- Ne sont-ils pas capables de se nourrir ou de s'habiller seuls ?

- Vivent-ils dans la rue ?

Si un épisode de psychose est moins menaçant, il convient de rester calme, d'écouter et de réagir en fonction des actions de votre proche. Selon son vécu, votre présence peut lui apparaître comme une menace en raison de certaines hallucinations ou de certains délires ; il ne faut jamais le prendre personnellement. La meilleure façon de communiquer à ce moment-là est d'utiliser des phrases courtes et claires qui ne peuvent pas être mal interprétées et qui sont plus facilement perçues. Ne donnez pas de commentaires positifs ou négatifs, même si ce qu'ils disent vous semble bizarre.

Tout cela peut s'avérer très éprouvant pour l'aidant d'une personne atteinte de schizophrénie. Mettre en place son propre système de soutien est un moyen sain et efficace de s'assurer que l'on ne laisse pas sa propre santé mentale se dégrader. Même en l'absence de maladie mentale, un bon thérapeute peut aider à soulager la détresse ressentie en tant qu'aidant.

Avec ses symptômes positifs et négatifs, la schizophrénie rend le maintien des relations incroyablement difficile. Des études ont montré qu'environ 70 % des personnes atteintes de schizophrénie sont incapables de maintenir une relation solide. Cette majorité est principalement constituée de personnes qui ne reçoivent pas les soins appropriés. Avec les bons traitements, une relation stable est beaucoup plus réalisable. Les relations amoureuses avec des personnes atteintes de schizophrénie reposent encore plus sur ce principe, car même les relations amoureuses les plus saines peuvent être mises à rude épreuve si les épisodes de psychose se répètent fréquemment et sont difficiles à gérer. Tous les partenariats exigent des sacrifices, de la compréhension et un soutien mutuel, et plus particulièrement ceux qui sont liés à la schizophrénie. En raison des problèmes de confiance potentiellement plus complexes, une relation romantique de ce type nécessite un lien très fort. Rassurez-les chaque fois qu'ils vous font part de leurs doutes. Si quelqu'un sort avec une personne atteinte de schizophrénie, au lieu de penser que son partenaire sera complètement dépendant de lui, il doit se consacrer à ce sur quoi repose toute autre relation adulte : une communication ouverte et le traitement de l'autre avec respect.

Importance d'un environnement favorable

La stigmatisation qui donne l'impression que les personnes atteintes de schizophrénie ne sont tout simplement pas faites pour entretenir des relations peut potentiellement les amener à s'auto-stéréotyper, et donc à se convaincre que c'est vrai. Dans cet état d'esprit, la personne continuera à manquer totalement de motivation pour essayer d'accroître ses interactions sociales. Une personne convaincue qu'elle échouera n'essaiera tout simplement jamais.

Cependant, cela les empêche d'utiliser quelque chose qui pourrait jouer un rôle clé dans leur amélioration. En effet, des études montrent que des relations stables avec d'autres personnes peuvent non seulement améliorer les symptômes, mais aussi diminuer les risques de nouveaux épisodes de psychose et accélérer le rétablissement général. Le pouvoir de ces liens sociaux est presque aussi important que les médicaments antipsychotiques et la thérapie. Une personne atteinte de schizophrénie pourrait devenir si à l'aise avec son thérapeute professionnel qu'elle croirait que d'autres relations ne lui apporteraient rien de plus. Bien qu'un niveau élevé de confiance et d'honnêteté soit nécessaire entre un patient et son thérapeute, le fait d'avoir des relations profondes - telles que des liens sains avec la famille, les amis et les partenaires romantiques - apporte un soutien d'un tout autre type.

CONCLUSION

La vie nous réserve des surprises au moment où nous nous y attendons le moins. Parfois, les chances qu'un événement se produise - qu'il soit bon ou mauvais - sont aussi faibles que jamais, et pourtant c'est précisément ce qui vous arrive. La plupart des gens ne pensent pas qu'eux-mêmes ou un de leurs proches seront atteints de schizophrénie, et ne savent donc pas à quoi s'attendre lorsque quelqu'un développe la maladie. Cependant, avec les bonnes ressources, le risque de schizophrénie devient de moins en moins menaçant, non pas parce qu'il diminue, mais parce que les personnes concernées se sentent plus capables de faire face à tout ce que cela peut impliquer. Cela leur permet de s'engager sur la voie de la guérison, non pas avec crainte, mais avec acceptation et détermination. Une personne qui a pris le temps de comprendre la schizophrénie pour le bien de quelqu'un d'autre dans sa vie peut apporter exactement ce dont cette personne a le plus besoin : une autre personne qui est déterminée à ce qu'elle se rétablisse.

Alors que le monde continue de tourner autour de stéréotypes triviaux sur la schizophrénie, donnez la priorité à votre bien-être et à celui de ceux que vous aimez. Les signes de schizophrénie que vous avez appris à connaître peuvent faire la différence entre un proche qui vit dans la rue et celui qui surmonte ses symptômes et prend soin de lui comme n'importe qui d'autre. Les antipsychotiques prescrits et la thérapie constituent la base solide d'un avenir florissant fait de réadaptation, d'autosuffisance et de bonheur. La compréhension affectueuse que vous leur apportez peut avoir un impact significatif dont vous n'avez même pas conscience.

La schizophrénie a des répercussions sur tous les aspects de la vie d'une personne : sa façon de penser, ses sentiments, ce qu'elle voit, etc. Au-delà des tendances à l'isolement ou au manque de motivation, elle peut créer un monde - ou plutôt un vide - dans lequel la personne se bat contre elle-même et contre ses hallucinations ou ses délires. Cependant, la difficulté et la menace que représente la schizophrénie ne viennent pas seulement d'elle-même. La peur qu'elle suscite est due en grande partie à la façon dont elle est représentée et à l'adversité supplémentaire de la société qui rend difficile l'accès aux traitements. Ainsi, la schizophrénie varie non seulement dans ses symptômes, mais aussi dans les résultats que l'on peut en attendre. Finiront-ils sans domicile fixe ? Pourront-ils se payer tous les traitements dont ils ont besoin ? Et s'ils finissent en prison, enfermés pour des actes qu'ils n'ont pratiquement pas contrôlés ?

La société continue de s'appuyer sur ce que ses ancêtres ont construit - une fondation défectueuse de discrimination qui a toujours une emprise sur notre compréhension collective de la maladie mentale. Elle semble vouloir criminaliser ceux qui luttent contre leur santé mentale afin de préserver les besoins et les désirs du reste de la population. Lentement, les défenseurs de la santé mentale dans le monde - des gens comme vous qui ont fait le pas vers l'éducation - aident à faire en sorte que la santé mentale cesse de tourner autour du confort et des désirs d'une partie seulement de la population, tandis que les autres sont traités comme si leur valeur pour la société était remplaçable. En fait, chaque personne qui fait le pas de réévaluer ses propres comportements et mentalités en ce qui concerne la schizophrénie et les troubles psychologiques similaires joue un rôle dans la réalisation de cet objectif.

Que la schizophrénie ait influencé votre vie ou non, le changement commence par vous et s'arrête à ceux que vos actions positives finissent par atteindre. Prendre le temps de lire ce livre et de s'informer sur la schizophrénie est une démarche louable, et je vous en remercie.

www.ingramcontent.com/pod-product-compliance
Lightning Source LLC
Chambersburg PA
CBHW060258030426
42335CB00014B/1759